DE LA

MÉNINGO-MYÉLITE ASCENDANTE SUBAIGUE

DANS LA DOTHIÉNENTÉRIE

PAR

Louis MAILFAIRE

DOCTEUR EN MÉDECINE DE LA FACULTÉ DE PARIS

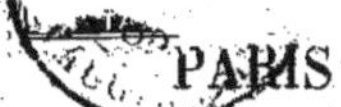

PARIS
ALPHONSE DERENNE
C. LEBAS, successeur
52, Boulevard Saint-Michel, 52
1885

A M. le Dr Dubief. Souvenir de Ste Barbe et des études médicales — Louis Mailfaire

DE LA MÉNINGO-MYÉLITE ASCENDANTE SUBAIGUË DANS LA DOTHIÉNENTÉRIE

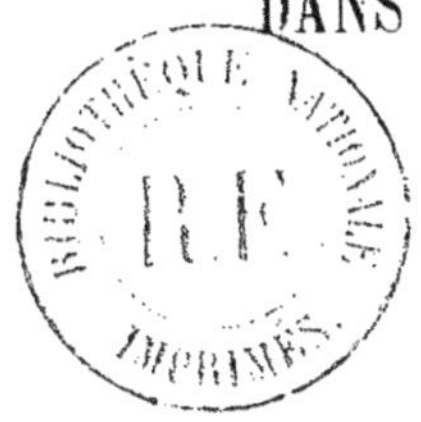

PAR

Louis MAILFAIRE

DOCTEUR EN MÉDECINE DE LA FACULTÉ DE PARIS

PARIS
ALPHONSE DERENNE
C. LEBAS, successeur
52, Boulevard Saint-Michel, 52
1885

A MON PÈRE

Directeur des Hôpitaux civils
Chevalier de la Légion d'honneur

A MA MÈRE

A MA SŒUR

A MON BEAU-FRÈRE

LE Dr TAPIE

A MON PRÉSIDENT DE THÈSE

M. LE PROFESSEUR POTAIN

Médecin de l'hôpital Necker
Chevalier de la Légion d'honneur

A M. LE Dr BOUCHUT

Professeur agrégé à la Faculté de médecine de Paris
Médecin de l'hôpital des enfants
Directeur du *Paris médical*
Officier de la Légion d'honneur

A M. LE Dr LABRIC

Médecin de l'hôpital des enfants
Chevalier de la Légion d'honneur

A M. LE D^r^ DE SAINT-GERMAIN

Chirurgien de l'hôpital des enfants
Chevalier de la Légion d'honneur

A M. LE Dr RAYMOND

Professeur agrégé à la Faculté de médecine de Paris
Médecin de l'hôpital Saint-Antoine

DE LA

MÉNINGO-MYÉLITE ASCENDANTE SUBAIGUË

DANS LA DOTHIÉNENTÉRIE

INTRODUCTION

Nous allons décrire une forme de paralysie ascendante subaiguë que nous avons observée pendant la convalescence de la dothiénentérie. Comme cette paralysie se rencontre rarement, nous avons pensé qu'il serait intéressant d'en faire l'objet de notre thèse inaugurale. Nous remercions M. le professeur Potain qui a bien voulu être notre président de thèse, ainsi que M. le docteur Raymond qui nous a donné toute facilité pour étudier dans son service l'affection dont nous parlerons dans ce travail.

Nous diviserons notre sujet en dix parties et nous étudierons successivement :

1° La symptomatologie et la marche de la paralysie.

2° Sa durée.

3° Ses complications.

4° Son pronostic.

5° Nous ferons le diagnostic différentiel de cette paralysie.

6° Nous consacrerons un chapitre à des considérations d'anatomie pathologique.

7° Nous envisagerons la question au point de vue étiologique.

8° Nous ferons connaître les différents modes de traitement de cette affection.

9° Nous poserons les conclusions de notre travail.

10° Nous terminerons en donnant deux exemples de cette paralysie.

SYMPTOMATOLOGIE

ET MARCHE DE LA PARALYSIE DANS LA MÉNINGO-MYÉLITE ASCENDANTE SUBAIGUË

Cette paralysie s'observe non seulement, comme nous l'avons remarqué, dans les dothiénentéries graves quand la température a atteint 41°, 4, que le délire et la stupeur ont été très-intenses, que le malade a eu des escharres, et qu'il a été épuisé par une affection à forme adynamique, mais encore dans les dothiénentéries dont les symptômes ont été peu accusés.

La convalescence a marché d'une façon satisfaisante et tout annonce une prochaine guérison quand le malade se plaint de ressentir des fourmillements dans les pieds et principalement dans les orteils. En examinant alors les membres inférieurs, on s'aperçoit que les pieds ne sont pas dans leur attitude normale : ils reposent presqu'à plat sur le lit, ils sont placés dans l'adduction et les orteils sont inclinés du côté de la face plantaire. C'est la paralysie qui débute par les extrémités inférieures. Quelquefois la paralysie envahit les deux pieds à la fois, d'autres fois ils sont atteints séparement à deux ou trois jours d'intervalle.

Presque immédiatement les fourmillements envahissent les jambes et les cuisses, les muscles frappés de parésie, se contractent moins vigoureusement, et les mouvements articulaires se font avec moins de facilité : la flexion des pieds sur les jambes disparaît, il en est de même des mouvements de flexion des jambes sur les cuisses et des cuisses sur le bassin, puis les membres inférieurs sont paralysés.

Bientôt on constate un amaigrissement des muscles qui peut même aller jusqu'à l'atrophie ; c'est ainsi que nous avons observé une atrophie musculaire du triceps crural, en grande partie complète chez un de nos malades.

La contracture musculaire peut aussi apparaître et frapper un groupe de muscles isolément comme ceux, par exemple, de la région postérieure de la jambe avec raideur articulaire consécutive des articulations du pied.

Parfois les membres inférieurs sont envahis par de l'ichthyose et par un œdème non douloureux qu'on rencontre surtout aux jambes et au niveau des articulations tibio-tarsiennes. Puis on observe des troubles génésiques.

Souvent le sphincter anal est paralysé à son tour ainsi que le rectum. La paralysie peut alors demeurer stationnaire pendant un espace de temps variable selon les individus avant d'envahir les membres supérieurs. Le malade éprouve alors des fourmillements dans le bout des doigts ; il ne peut bientôt plus les écarter par suite de la paralysie des muscles interosseux, ni même les fléchir ; les mouvements d'abduction et d'opposition du pouce ont disparu ; on constate l'enfoncement des espaces interosseux et l'effacement des éminences thénar et hypothénar.

On ne tarde pas aussi à voir que les fourmillements se propagent aux avant-bras et aux bras, puis les contractions disparaissent dans les membres supérieurs.

Quand les bras ne sont pas atteints au même degré, comme cela a lieu quelquefois quand la paralysie est moins forte dans l'une des deux moitiés du corps, les phénomènes paralytiques se produisent plus lentement dans le bras qui correspond au côté le moins malade : les mouvements articulaires existent encore quoiqu'amoindris, le malade peut encore porter la main jusqu'à sa bouche, en prenant un point d'appui sur le thorax avec son avant-bras et en exécutant une série de mouvements de reptation ; puis ces mouvements s'affaiblissent de plus en plus et les membres supérieurs sont paralysés ainsi que les muscles du tronc.

La paralysie suivant toujours une marche ascendante, il se produit une faiblesse dans les muscles du cou, et le malade est incapable de fléchir la tête sur la poitrine. A ce moment peuvent aussi apparaître des troubles cérébraux, tels que l'affaiblissement de l'intelligence, la bizarrerie et des phénomènes bulbaires.

Malgré ces phénomènes paralytiques, l'état général est satisfaisant, le malade a bon appétit, son sommeil est assez calme, bien qu'il soit toujours troublé par des fourmillements et des élancements dans les membres.

Quand nous explorons la sensibilité du tégument cutané à l'aide de différents agents tels que le froid, la chaleur, l'électricité, ou bien encore à l'aide de piqûres, nous constatons les troubles fonctionnels suivants :

Les piqûres occasionnent chez certains malades une hyperesthésie très-accusée, il semble qu'ils ne peuvent supporter les plus légers attouchements ; chez d'autres, au contraire, cette hyperesthésie est remplacée par une anesthésie complète et les piqûres ne sont plus senties.

La sensibilité au froid et au chaud est souvent conservée. La sensibilité tactile est amoindrie. L'examen électrique nous donne des renseignements sur la sensibilité cutanée ainsi que sur la sensibilité et la contractilité musculaires.

La sensibilité cutanée, sous l'influence du courant, est d'autant moins appréciable que les membres sont plus paralysés.

Quant à la sensibilité et à la contractilité musculaires, nous avons remarqué qu'elles étaient aussi en rapport avec le degré de sensibilité du tégument cutané ; c'est ainsi qu'elles disparaissaient presque complètement dans les membres où la sensibilité cutanée était abolie tandis que dans ceux où elle persistait encore, nous pouvions provoquer la contraction de quelques groupes musculaires. Ces contractions étaient en rapport avec le degré de paralysie des muscles.

Voici, par exemple, les résultats obtenus par les courants induits en examinant un de nos malades arrivé à cette période de la paralysie :

La sensibilité cutanée existe dans tous les membres, un peu moins cependant dans le membre inférieur droit.

La sensibilité musculaire est affaiblie dans le membre supérieur droit et dans le membre inferieur du même côté surtout sur le dos du pied au niveau des malléoles. La contractilité musculaire est abolie dans le membre inférieur droit, en partie dans le membre supérieur du même côté ; on remarque dans le membre supérieur gauche quelques contractions du biceps, de l'extenseur commun des doigts et dans le membre inférieur du même côté, il existe quelques contractions du triceps crural, de l'extenseur commun des orteils et de l'extenseur propre du gros orteil.

Si nous recherchons les réflexes tendineux, nous voyons qu'ils peuvent persister tant que la paralysie n'a pas envahi complètement les membres ; mais, si la paralysie s'accentue soit aux jambes, soit aux bras, on obtient des mouvements réflexes de moins en moins accusés qui finissent par disparaître tout à fait.

Arrivée à ce point la paralysie demeure habituellement quelque temps stationnaire ; puis il se produit une amélioration dans l'état du malade et la légère modification des symptômes qui en résulte indique que la paralysie va bientôt rétrograder. C'est ainsi que l'appétit du malade augmente et qu'il prend de l'embonpoint. On constate alors que les mouvements de flexion de la tête sur la poitrine sont plus appréciables et que les épaules se meuvent plus librement. L'ichthyose disparaît. Bientôt après le malade peut déjà fléchir les avant-bras et les ramener jusqu'à la bouche par des mouvements de reptation ; le sphincter anal cesse d'être paralysé et les muscles fléchisseurs des doigts se contractent avec assez de vigueur pour que le malade puisse porter les aliments à sa bouche.

En même temps les membres inférieurs exécutent quelques mouvements de rotation en dehors et en dedans ; les orteils exécutent aussi quelques mouvements de flexion et d'extension ; l'attitude des pieds se corrige, l'œdème des malléoles et des jambes disparaît ainsi que l'ichthyose ; puis il peut fléchir les jambes sur les cuisses et les cuisses sur le bassin.

Néanmoins, malgré ces progrès réalisés, le malade est très-affaibli, il est encore obligé de garder le lit et ses muscles présentent toujours un certain degré de parésie. Cependant à cette période de sa maladie les troubles fonctionnels ont notablement diminué. C'est ainsi qu'en recherchant les modifications qui ont pu survenir chez lui au point de vue de la sensibilité cutanée, de la contractilité et de la sensibilité musculaires, des réflexes tendineux, on obtient des résultats beaucoup plus satisfaisants.

Si, à l'aide de piqûres, nous explorons la sensibilité cutanée, nous constatons que ces piqûres, qui primitivement donnaient lieu à des phénomènes d'hyperestésie, sont perçues d'une façon supportable.

Si le malade, à la place de phénomènes d'hyperesthésie a surtout présenté de l'anesthésie, nous constatons que les piqûres qui auparavant n'étaient pas perçues, sont maintenant senties sur une grande étendue du tégument cutané, quoique la sensibilité reste encore obscure en certains points.

L'examen électrique donne des résultats nouveaux : la sensibilité du tégument cutané a presqu'entièrement reparu ; la sensibilité musculaire s'accuse bien plus manifestement dans les muscles qui au début de la maladie étaient insensibles ; quant à la contractilité musculaire, elle a reparu d'une façon bien évidente, même dans des muscles qui ne se contractaient pas auparavant sous l'influence d'un courant énergique.

Sous cette influence les muscles se réparent : peu de temps après le malade parvient à quitter le lit, et il peut alors partir en convalescence atteint encore de quelques troubles fonctionnels, tels que la raideur articulaire, la contracture de quelques groupes musculaires et la parésie persistante de certains muscles.

DURÉE DE LA PARALYSIE.

Recherchons maintenant à quelle époque de la dothiénentérie apparaît la paralysie, combien de temps dure sa marche ascendante, combien de jours elle peut rester stationnaire, le temps qu'elle met à rétrograder et enfin quelle est sa durée totale. Chez la malade qui fait l'objet de notre première observation, la paralysie s'est montrée trente-neuf jours après le début de la dothiénentérie ; elle a mis vingt-huit jours à effectuer sa marche ascendante ; elle est restée stationnaire pendant six jours ; puis elle a mis trente-trois jours à disparaître en suivant une marche descendante. La durée totale de la paralysie a été de soixante-sept jours.

Chez notre second malade, la paralysie s'est montrée soixante jours après le début de la dothiénentérie ; elle a mis cinquante et un jours à effectuer sa marche ascendante ; elle est restée stationnaire pendant cinq jours, puis elle a mis trente-quatre jours à disparaître en suivant une marche descendante.

La durée totale de la paralysie a été de quatre-vingt-dix jours.

En somme, la durée de la paralysie dans la méningo-myélite ascendante subaiguë consécutive à la dothiénentérie varie de soixante-sept à quatre-vingt-dix jours. Quand la paralysie se termine par la mort, cette dernière peut quelquefois, comme l'a observé Leudet (1) survenir rapidement en sept jours.

1. Leudet — *Paralysie ascendante aiguë, rapidement mortelle survenue dans la convalescence de la fièvre typhoïde* — *Gazette des hôpitaux* 1861, *p.* 229.

COMPLICATIONS DE LA PARALYSIE

Les complications que nous avons observées consistent dans les troubles trophiques suivants :

1° *Du côté de la peau.* — L'ichthyose, l'eschare de la région sacrée et l'œdème des membres inférieurs.

2° *Du côté des muscles.* — L'atrophie de quelques groupes musculaires.

3° *Du côté des articulations.* — Une tuméfaction des articulations tibio-tarsiennes et fémoro-tibiales.

L'ichthyose est une affection de la peau qui relève d'une lésion nerveuse périphérique et parfois centrale probablement.

L'eschare de la région sacrée est une lésion de nutrition qui se rattache à l'évolution de la myélite.

L'œdème des membres inférieurs et la tuméfaction articulaire sont sous la dépendance des troubles vaso-moteurs, qui laissent exhaler le sérum du sang au dehors des vaisseaux capillaires.

L'atrophie musculaire enfin est produite par atrophie des cellules motrices des cornes antérieures de la substance grise de la moelle.

Signalons encore les troubles génésiques et les troubles viscéraux, comme la paralysie du rectum et celle du sphincter anal. Ces phénomènes dépendent de lésions spinales situées au niveau du renflement lombaire.

PRONOSTIC.

1° *Pronostic présent.* — Dans la méningo-myélite ascendante subaiguë, le pronostic présent est toujours grave ; comme la paralysie suit une marche ascendante, elle peut gagner le bulbe, et occasionner des phénomènes bulbaires capables d'amener la mort par asphyxie ou par syncope.

2° *Pronostic futur.* — Dès que les malades sont entrés en convalescence le pronostic futur est favorable ; cependant ils présentent encore pendant longtemps des troubles fonctionnels, et voici à ce propos ceux que nous avons observés chez une de nos malades sept ans après le début de sa paralysie : cette femme a recouvré l'usage de ses membres et ses accidents paralytiques ont été en diminuant ; cependant quelques muscles sont demeurés atteints de parésie ; lorsque nous l'engageons à marcher, nous observons de la faiblesse dans les muscles péroniers latéraux, en sorte qu'elle est forcée de marcher un peu sur le bord externe du pied ; de plus, elle nous dit que, dans une marche un peu longue, sa jambe fléchit sous elle, que son pied vient alors frapper fortement le sol, et qu'elle est obligée de regarder devant elle pour ne pas marcher de travers.

Dans le membre inférieur gauche, la sensibilité cutanée est encore très amoindrie, elle sent très imparfaitement les piqûres que nous lui faisons, surtout au niveau de l'articulation tibio-tarsienne sur le dos du pied.

La sensibilité au froid et au chaud est un peu diminuée, cependant l'application sur la jambe ou sur le pied d'un corps froid ou chaud détermine une sensation encore appréciable.

Dans le membre inférieur droit nous constatons que la sensibilité du tégument cutané est amoindrie à la cuisse, mais les muscles de la cuisse sont moins affaiblis que dans le membre inférieur gauche. La jambe et le pied ne présentent pas de troubles fonctionnels.

Dans les membres supérieurs droit et gauche la sensibilité est conservée dans ses différents modes, et tous les muscles se contractent vigoureusement. Les élancements et les fourmillements n'ont pas complètement disparu, cette femme en ressent encore parfois dans le pied et dans la jambe gauches ; elle éprouve aussi un certain degré de raideur dans les articulations. La paralysie a laissé quelques troubles du côté de l'encéphale : son caractère est devenu bizarre, et elle éprouve de temps à autre des élancements dans la tête et dans les yeux.

En somme, son état général est satisfaisant, et les troubles fonctionnels qu'elle éprouve ne l'empêchent pas de vaquer à ses travaux.

Comme nous le voyons les troubles paralytiques finissent par disparaître et les malades, tout en éprouvant, pendant longtemps encore, une certaine gêne dans les mouvements, peuvent reprendre leurs occupations.

DIAGNOSTIC DIFFÉRENTIEL

Nous allons établir tout d'abord ce qu'est la paralysie ascendante subaiguë, puis nous discuterons ensuite les maladies avec lesquelles on peut la confondre.

La paralysie ascendante subaiguë est caractérisée par une abolition des mouvements qui commence par les membres inférieurs, pour envahir ensuite successivement les membres supérieurs, le tronc, le cou et enfin le bulbe.

Ces phénomènes paralytiques ne produisent chez le malade ni fièvre ni secousses musculaires. Nous nous appuyons non seulement sur la symptomatologie de la paralysie que nous avons décrite chez nos malades pour établir ce qu'est la paralysie ascendante, mais aussi sur la description frappante que nous donne Duchenne de Boulogne d'une affection paralytique à forme ascendante dont il fait une variété de la paralysie générale subaiguë, et qui présente une grande analogie, au point de vue des symptômes, avec la paralysie ascendante subaiguë consécutive à la dothiénentérie. En voici les principaux traits : on remarque tout d'abord chez le malade des troubles de la motilité dans les membres inférieurs ; les muscles fléchisseurs du pied sur la jambe, et les muscles fléchisseurs de la cuisse sur le bassin sont atteints les premiers ; puis ensuite les extenseurs de la jambe sont pris à leur tour et les mouvements des membres inférieurs sont abolis complètement. On constate bientôt une diminution de la contractilité électrique ; puis la paralysie gagne les membres supérieurs : les mouvements de la main perdent de leur force ; les extenseurs des doigts sont atteints d'abord, et la paralysie s'étend progressivement aux membres supérieurs et au tronc.

La paralysie est presque toujours plus prononcée dans l'un des côtés du corps ; il se produit des atrophies musculaires. Enfin la paralysie gagne la face, la langue et en dernier lieu la respiration.

Y a-t-il des maladies avec lesquelles on puisse confondre la paralysie ascendante subaiguë ? Il s'en présente quelques unes, mais elles offrent néanmoins certaines différences.

Telle est d'abord l'atrophie musculaire progressive. Mais dans la paralysie ascendante subaiguë, la paralysie peut disparaître lorsque cette affection rétrograde en suivant une marche descendante, tandis que dans l'atrophie musculaire progressive les lésions suivent une marche fatale ; de plus dans l'atrophie musculaire il n'existe pas de parésie, et les mouvements ne sont abolis que dans la dernière période de la maladie ; quant à la contractilité électro-musculaire elle n'est pas modifiée tant qu'il reste des muscles.

La paralysie saturnine peut présenter une certaine ressemblance avec la paralysie ascendante subaiguë ; mais, dans cette dernière affection, on ne rencontre pas les coliques saturnines qui occupent la région abdominale, et suivent la direction des cordons jusque dans les testicules, en s'accompagnant d'aplatissement du ventre ; on ne trouve pas non plus de liseré sur les gencives. Le ton grisâtre de la peau, la trémulation musculaire, la paralysie portant surtout sur les extenseurs ne se rencontrent pas dans la paralysie ascendante subaiguë ; de plus dans la paralysie saturnine la sensibilité est intacte généralement et l'anesthésie s'observe très-rarement ; les accidents cérébraux se présentent avec des formes particulières : la forme délirante, la forme convulsive ou comateuse.

Quant à la paralysie spinale aiguë de l'adulte, au lieu de marcher progressivement comme la paralysie ascendante subaiguë, elle se montre tout à coup à son maximum, décroît ensuite et se localise dans des muscles qui ne tardent pas à s'atrophier.

La paralysie générale progressive s'accompagne de délire ambitieux, de délire hyponchondriaque. Le tremblement et l'incoordination qui envahissent les membres serviront à établir la différence qui existe entre cette affection et la paralysie ascendante subaiguë.

Il est encore une autre affection qui ressemble beaucoup à la paralysie ascendante subaiguë, c'est la paralysie de Landry ; mais elle en diffère cependant, car elle ne présente pas, comme elle, soit des troubles de la sensibilité, soit des troubles trophiques, et elle ne produit pas d'œdème, comme le fait observer Déjérine(1). Voici du reste comment ce dernier s'exprime à propos de la paralysie de Landry : « Lorsque dans des cas de paralysie ascendante aiguë ayant duré huit jours, on ne constate rien du côté des cellules ou de la névroglie, on ne peut s'empêcher de considérer la maladie de Landry comme différente de la myélite, dont les lésions histologiques sont, comme on le

1. Déjerine. *Recherches sur les lésions du système nerveux dans la paralysie ascendante aiguë.* Th. de Paris.

sait, très-appréciables, même lorsque la maladie a été de très courte durée. Il y a du reste dans la marche clinique de la paralysie ascendante un point capital qui suffit pour la séparer de la myélite des cornes antérieures, c'est sa terminaison fatale, terminaison qui est constante ; il n'a pas été publié jusqu'ici un seul cas de guérison probant ».

Pour la paraplégie hystérique, la maladie sera reconnue par ses désordres psychiques et l'absence de troubles trophiques.

Quant à l'atrophie nerveuse progressive qui résulte d'atrophies multiples des nerfs périphériques, M. le professeur Jaccoud (1) dit que « cet état se distingue des myélites à atrophie musculaire précoce par la distribution des troubles fonctionnels, laquelle est exactement limitée au territoire de certains cordons nerveux périphériques, tandis que d'autres nerfs, issus de la même région de la moelle, ont conservé l'intégrité de leurs fonctions ».

De plus, depuis que certaines paralysies ascendantes, qui ont toujours été considérées comme d'origine médullaire, sont regardées à présent comme ayant une origine périphérique, nous pouvons nous demander si, chez nos malades, les paralysies ascendantes consécutives à la dothiénentérie ne sont pas, elles aussi, d'origine périphérique et si elles ne relèvent pas d'une névrite parenchymateuse. Ces paralysies ont entre elles une grande analogie, aussi, nous nous proposons de démontrer quels sont les symptômes communs qu'elles présentent et ceux qui ne leur appartiennent pas en propre. Les symptômes des névrites parenchyma-

1. Jaccoud, *Pathologie interne*. T. 1, p. 631.

teuses sont les fourmillements, les douleurs lancinantes dans les membres, l'anesthésie, l'affaiblissement intellectuel, la paralysie des membres, la diminution des réflexes, l'atrophie musculaire, les phénomènes dyspnéiques ; tous ces symptômes aussi se rencontrent dans la paralysie ascendante subaiguë consécutive à la dothiénentérie ; mais, dans cette dernière affection, on rencontre des phénomènes qui indiquent une lésion centrale et qu'on ne rencontre pas dans les névrites périphériques ; ce sont les troubles viscéraux, comme les paralysies de l'intestin et du sphincter anal ; les troubles trophiques, comme les eschares au sacrum ; les troubles cérébraux, comme le délire, les hallucinations ; ajoutons aussi les désordres génésiques qui plaident en faveur d'une lésion médullaire et que nous avons remarqués chez l'un de nos malades.

Nous voyons donc que la paralysie ascendante subaiguë que nous avons observée pendant la convalescence de la dothiénentérie se sépare par certains points des affections dont nous venons de parler ; et, si nous cherchons maintenant à quelle affection nous pouvons la rattacher, nous voyons que c'est à la myélite diffuse et en particulier à la myélite ascendante dont elle présente tous les symptômes, à savoir : les mêmes phénomènes du côté de la sensibilité cutanée, les mêmes troubles paralytiques, viscéraux et trophiques.

ANATOMIE PATHOLOGIQUE

Il existe peu d'autopsies de paralysies ascendantes subaiguës consécutives à la dothiénentérie, car ces paralysies guérissent généralement. Les quelques autopsies qui ont été faites n'ont pas donné de lésions appréciables du côté des centres nerveux ; mais nous devons ajouter qu'à l'époque où elles remontaient on avait négligé de constater les lésions médullaires avec le microscope, ou tout au moins les procédés mis en usage pour les rechercher à l'aide de cet instrument n'étaient pas aussi perfectionnés qu'aujourd'hui et elles ont pu alors passer inaperçues.

Nous pensons que les paralysies que nous avons observées chez nos malades sont de cause centrale, et que les éléments médullaires sont atteints de lésions plus ou moins profondes selon la gravité des accidents paralytiques.

Il serait en effet difficile de penser que les troubles trophiques et viscéraux, les phénomènes d'anesthésie et d'hyperesthésie, de contracture et d'atrophie musculaires, fussent étrangers aux lésions médullaires, et il nous paraît très-vraisemblable, vu l'analogie des symptômes, que les phénomènes paralytiques que nous avons observés dépendent des mêmes lésions que celles qu'on rencontre dans la myélite diffuse et, comme nous le disions plus haut, en particulier dans la myélite ascendante.

Du reste, nous savons que les paralysies consécutives à la dothiénentérie peuvent donner lieu à des lésions de la moelle, car M. Marie (1) ayant eu l'occasion de faire l'autopsie d'un malade qui avait présenté après sa dothiénentérie des troubles paralytiques accompagnés d'ataxie locomotrice constata dans la moelle l'existence d'une sclérose en plaques.

Néanmoins nous savons qu'on a parlé de paralysies indépendantes des centres nerveux dans la dothiénentérie, et nous croyons intéressant de citer l'opinion des auteurs qui se sont occupés de cette question et qui les admettent aussi. Selon M. Landouzy (2) : La faiblesse, la paralysie musculaire dépendraient alors non plus du défaut d'incitation des muscles, mais de la diminution de leurs masses et des altérations de leurs fibres. Aussi, à côté des paralysies d'origine centrale, médullaire et cérébrale, se placeraient des impotences fonctionnelles dues à une altération directe du muscle. »

Trousseau écrit que : « Les paralysies qui surviennent aussi dans la convalescence de la dothiénentérie sont des accidents du même ordre que ceux dont il vient d'être question ; c'est-à-dire, que comme les vertiges, le délire, l'affaiblissement des facultés intellectuelles, les paralysies se rattachent à l'ébranlement du système nerveux, à la modification organique et fonctionnelle éprouvée par l'appareil tout entier de l'innervation sous l'influence de la cause morbide qui ayant primitivement et directement porté son action sur lui, continue d'agir pendant tout le temps de la

1. Marie P. *Sclérose en plaques et maladies infectieuses — Progrès médical* 1884, p. 287, 305, 349, 365.

2. Landouzy. *Des paralysies dans les maladies aiguës.* Thèse d'agrégation. Paris 1880.

maladie. On comprend que plus celle-ci aura été de longue durée, plus les symptômes qui indiquent la perturbation apportée dans les fonctions du système nerveux : stupeur, abattement, affaiblissement de la contractilité musculaire, agitation convulsive, etc ; on comprend, dis-je, que plus ces phénomènes adynamiques et ataxiques auront été prononcés, plus aussi il faudra de temps avant que les choses rentrent dans leur état normal ». Gubler (1), après avoir étudié les paralysies consécutives à la dothiénentérie conclut : « qu'en définitive dans la fièvre typhoïde, comme dans le choléra et la dysentérie, les paralysies portent sur le mouvement et sur le sentiment. Elles sont locales ou généralisées, et ces dernières sont même de deux sortes : les unes, en rapport avec une lésion dynamique ou anatomique des centres nerveux, se comportent à peu près comme les paralysies générales des aliénés ; les autres dépendent d'un trouble fonctionnel ou d'une lésion matérielle non sensible tant des organes essentiels de la contraction que des nerfs qui la déterminent, ou bien des filets sensitifs de la région paralysée. » Gubler admet aussi dans la dothiénentérie des paralysies asthéniques se rattachant directement à la débilité de l'économie.

M. le professeur Jaccoud dit que pour expliquer l'inertie motrice de certains muscles « il convient d'y voir l'effet d'une altération des muscles, eux-mêmes, d'une véritable myosite. » Suivant M. Dieulafoy (2) : « les paralysies plus limitées, paralysie de la troisième paire,

1. Gubler. *Archives générales de médecine*. 1860, p. 421.
2. Dieulafoy. *Pathologie interne*. T. II. p. 446.

paralysie d'un bras, sont dues, les unes à de véritables névrites, les autres aux altérations musculaires, qui dans la fièvre typhoïde atteignent parfois une si notable intensité. »

Nous voyons donc qu'à côté des paralysies dépendant soit d'une véritable myosite, soit d'une névrite, soit encore de l'ébranlement du système nerveux, se placent d'autres paralysies qui relèvent d'une altération des éléments médullaires, telles sont celles que nous avons étudiées chez nos malades.

Aussi :

Aux méninges doivent être rapportés les phénomènes d'hyperesthésie et les élancements douloureux.

Aux cordons latéraux, la contracture.

A la substance blanche et grise postérieure, l'anesthésie.

Aux cellules des cornes antérieures de la substance grise, l'atrophie musculaire.

A la diffusion de la lésion spinale les troubles viscéraux trophiques et génésiques.

C'est pourquoi nous pensons que les symptômes que nous avons observés chez nos maladessont dus aux lésions de la méningo-myélite ascendante subaiguë.

NOTIONS ÉTIOLOGIQUES

« Les agents morbides, dit M. le professeur Vulpian, s'incorporant aux éléments anatomiques, comme le font les poisons, n'exercent-ils pas des modifications d'ordre physico-chimiques incompatibles avec l'exercice de ces éléments? »

N'est-il pas facile de concevoir, écrit M. Landouzy (1), que la pénétration d'un principe morbide (miasme, virus, matière septique, sang vicié) dans les organismes nerveux détermine une perversion de ces éléments?

Celle-ci ne peut-elle point devenir le point de départ, dans certains cas, d'un travail inflammatoire, dans d'autres de troubles fonctionnels dont la durée sera proportionnelle au temps que l'organisme mettra à reprendre possession de lui même et à se débarrasser de cette agrégation délétère? L'idée de l'imprégnation de la moelle par certains agents morbigènes, ne s'impose-t-elle pas en face de cette symptomatologie générale, d'allures spinales, commune à presque toutes les maladies que nous avons étudiées? »

On sait aujourd'hui que les maladies infectieuses ont une influence sur l'inflammation des vaisseaux, et M. Marie (2),

1. Landouzy. *Des paralysies dans les maladies aiguës*. Thèse d'agrégation, Paris 1880. p. 306.

2. Marie P. *Scléroses en plaques et maladies infectieuses*. p. 287, 305, 349, 365.

Progrès médical, 1884.

considérant l'artérite comme le procédé lésionnel d'une sclérose en plaques qu'il a observée à la suite d'une dothiénentérie, il se pourrait que l'artérite fût aussi le point de départ des lésions médullaires dans la méningo-myélite ascendante subaiguë et que ces agents morbigènes, qui ont été appelés des microbes et des bacilles depuis que l'emploi du microscope les a fait découvrir dans un grand nombre de maladies, fussent la cause de ces lésions.

Dernièrement Eberth, en Allemagne, a prétendu avoir découvert le bacille de la dothiénentérie. Nous pensons que les vaisseaux lymphatiques étant la voie par laquelle se propagent les maladies infectieuses et virulentes, le bacille de la dothiénentérie peut tout d'abord s'engager dans les lympathiques de l'intestin avant d'arriver dans le système circulatoire ; et qu'ensuite, par l'intermédiaire des artères spinales, il peut provoquer de bas en haut, en raison de sa nature infectieuse, l'inflammation des vaisseaux de la moelle et secondairement celle des éléments nerveux.

Quant à savoir pourquoi les paralysies n'apparaissent que dans la convalescence de la dothiénentérie, peut-être faut-il envisager, avec M. Marie, ces paralysies comme des accidents secondaires ou tertiaires analogues, par exemple, à ceux de la syphilis.

« Pour ce qui serait, dit M. Landouzy (1) des raisons à fournir des variantes sans nombre que la clinique enregistre dans la production, l'intensité, la forme et la durée

1. Landouzy. *Des paralysies dans les maladies aiguës*. Thèse d'agrégation, Paris 1880, p. 312.

des troubles moteurs dans les maladies aiguës, ces raisons pourraient se trouver, d'une part, dans la dose de l'agent morbigène, dans ses affinités pour tel ou tel système anatomique, d'autre part, dans la manière de réagir du malade, d'autre part encore dans les susceptibilités héréditaires ou acquises de son appareil nerveux ; d'autre part enfin dans certaines opportunités morbides générales ou locales créées de date récente ou ancienne. »

TRAITEMENT

On aura tout d'abord en vue de soutenir l'état général du malade qui est épuisé par une longue maladie. On lui donnera une nourriture substantielle, car l'appétit est généralement conservé et les digestions se font facilement.

Les toniques, tels que le fer, le vin de quinquina seront utilement employés, ou leur adjoindra l'huile de foie de morue comme reconstituant.

L'iodure de potassium en raison de son action résolutive sur l'hyperplasie des éléments conjonctifs sera prescrit depuis un gramme jusqu'à six et huit grammes.

Il sera utile aussi d'avoir recours aux révulsifs, et on fera une application de pointes de feu le long de la colonne vertébrale, en ayant soin de la répéter à trois ou quatre jours d'intervalle.

Puis l'électricité sera utile pendant toute la durée de la paralysie et surtout lorsque cette dernière suivra une marche rétrograde. Il est préférable d'employer les courants continus dans la première période de la paralysie, pour éviter des secousses violentes qui pourraient être funestes aux malades, car, suivant Leyden, la paralysie s'accentue davantage quand les muscles sont soumis à un exercice trop précoce, et de réserver les courants induits pour favoriser la régénération des muscles quand la paralysie est en voie de guérison.

Quand le malade se sentira assez fort pour quitter le lit, on l'enverra en convalescence soit à la campagne, soit au bord de la mer.

CONCLUSIONS

1° C'est pendant la convalescence de la dothiénentérie qu'apparaissent généralement les symptômes de la méningo-myélite ascendante subaiguë.

2° La durée de la paralysie varie le plus souvent de deux à trois mois.

3° Ses complications sont : l'ichthyose, l'eschare de la région sacrée, l'œdème des membres, l'atrophie de quelques groupes musculaires, la tuméfaction des articulations, la paralysie du rectum et celle du sphincter anal. Ces complications dépendent de troubles trophiques et viscéraux. Ajoutons aussi les troubles génésiques.

4° Le pronostic présent est grave, car, la paralysie suivant une marche régulièrement ascendante, il peut survenir des phénomènes bulbaires capables d'amener la mort par asphyxie ou par syncope.

Le pronostic futur est favorable, car les accidents paralytiques, après avoir suivi une marche descendante, finissent par disparaître presque complétement dans la suite.

5° Sous l'influence de l'iodure de potassium et de l'électricité, cette affection guérit généralement.

6° Les lésions de la méningo-myélite ascendante subaiguë chez nos malades, sont très vraisemblablement identiques à celles de la myélite diffuse et en particulier à celles de la myélite ascendante.

7° La méningo myélite ascendante subaiguë paraît être sous la dépendance de l'agent infectieux de la dothiénentérie (Bacille d'Eberth).

OBSERVATIONS

Observation I (personnelle).

Dothiénentérie. Pendant la convalescence, symptômes de méningo-myélite ascendante subaiguë; accidents paralytiques. Guérison. Observation résumée.

La nommée Catherine Eug..., âgée de 32 ans, née à Thons (Vosges), domestique, est entrée le 27 juillet 1878, à l'hôpital Beaujon, salle Sainte-Paule, lit n° 10, dans le service de M. le Dr Raymond. Elle en est sortie le 11 novembre de la même année; son séjour à l'hôpital a été de 107 jours.

HISTOIRE DE LA MALADIE

La malade qui a toujours joui d'une bonne santé, qui n'est pas hystérique ni syphilitique et qui n'est soumise à l'influence d'aucune diathèse, entre le 27 juillet 1878, à l'hôpital. Sa température atteint 40°. Elle éprouve une céphalalgie intense, des vertiges, des bourdonnements dans les oreilles, de la courbature, et elle a plusieurs épistaxis dans la journée. L'appétit est perdu, la langue est sèche et la soif très vive. Nous constatons qu'elle ressent à la pression une douleur assez forte dans la fosse iliaque droite où l'on entend des gargouillements. A l'auscultation on entend des râles de bronchite et on constate un peu de congestion pulmonaire.

Elle prend deux verres d'eau de Sedlitz et 1 gramme 50 de sulfate de quinine, ainsi que du bouillon et de la limonade vineuse.

Le 4 août apparaissent des taches rosées lenticulaires à la base du thorax.

Le 19 août. — La stupeur et le délire sont moins intenses; la température est tombée à 38°; la fièvre décroît jusqu'au 24 août; la température redevient normale et la malade entre en convalescence.

Le 3 septembre. — La malade se plaint d'éprouver des fourmillements et des élancements dans les pieds et dans les jambes. Quelques jours après, on constate de la parésie dans les muscles des membres inférieurs, accusée surtout dans le membre inférieur gauche. Les pieds ont une attitude spéciale. Cette attitude est plus marquée dans le pied gauche. Ils reposent en partie à plat sur le lit et sur le bord externe, par suite de la paralysie des muscles fléchisseurs de la jambe et des muscles péroniers latéraux. La malade peut difficilement fléchir les pieds sur la jambe. Puis les mouvements de flexion des jambes sur les cuisses et des cuisses sur le bassin disparaissent à leur tour. Les muscles fléchisseurs ont été atteints les premiers par la paralysie. Des eschares apparaissent au sacrum.

L'exploration de la sensibilité dans ses différents modes donne les résultats suivants :

Les piqûres sont peu senties dans le membre inférieur droit, surtout à la cuisse; elles ne sont plus senties dans le membre inférieur gauche au niveau de la région antéro-externe de la jambe, où on constate une anesthésie complète.

Sous l'influence des courants induits, on remarque que la sensibilité cutanée est amoindrie, surtout dans le membre inférieur gauche. Il en est de même de la sensibilité musculaire, principalement dans les muscles fléchisseurs du pied et dans les muscles péroniers latéraux.

Les mouvements réflexes persistent un peu dans la jambe droite, mais ils ont disparu du côté gauche.

Le 16 septembre la malade éprouve des fourmillements et des élancements dans les mains et dans les doigts ; les jours suivants ces fourmillements se propagent aux avant-bras ; on constate alors de la parésie dans les muscles extenseurs et fléchisseurs des doigts, ainsi que dans les muscles interosseux ; puis la parésie s'étend aux bras, et les mouvements de flexion et d'extension des avant-bras sur les bras, ceux aussi d'élévation et d'abaissement des épaules ne se font plus facilement surtout dans le membre supérieur gauche. Néanmoins la paralysie n'est pas aussi complète dans les membres supérieurs que dans les membres inférieurs, et les troubles de la sensibilité sont moins accusés. A ce moment apparaissent des troubles cérébraux : hallucination, délire. La paralysie demeure stationnaire jusqu'au 7 octobre ,époque à laquelle les mouvements reparaissent dans les membres supérieurs.

Le 18 octobre. — Les membres inférieurs sont moins paralysés, les mouvements articulaires reparaissent.

Le 9 novembre. — Elle parvient à marcher seule et le 11 novembre elle sort de l'hôpital.

A l'époque où nous revoyons la malade, le 3 mars 1885, 7 ans après le début des accidents paralytiques, nous constatons qu'elle présente encore les troubles fonctionnels suivants :

Membre inférieur gauche. — Sensibilité cutanée. — La sensibilité cutanée est très amoindrie ; elle sent très imparfaitement les piqûres qu'on lui fait, surtout au niveau de l'articulation tibio-tarsienne, sur le dos du pied.

Sensibilité au froid et au chaud. — La sensibilité au froid et au chaud est un peu diminuée, cependant l'application sur la jambe ou sur le pied d'un corps froid ou chaud détermine une sensation encore appréciable.

Mouvements. — Les mouvements de flexion et d'extension des orteils sont conservés, il en est de même des mouvements de flexion du pied sur la jambe.

Quand nous faisons marcher la malade nous observons de la faiblesse dans les muscles péroniers latéraux, de sorte qu'elle est forcée de marcher un peu sur le bord externe du pied ; de plus, elle nous dit que dans une marche un peu longue, sa jambe fléchit sous elle, que son pied vient alors frapper fortement le sol, et qu'elle est obligée de regarder devant elle pour ne pas marcher de travers. Elle ressent aussi parfois des fourmillements et des élancements dans le pied et dans la jambe.

Membre inférieur droit. — Sensibilité cutanée. — La sensibilité cutanée est amoindrie à la cuisse, mais les muscles de la cuisse sont moins affaiblis que dans le membre inférieur gauche. La jambe et le pied ne présentent pas de troubles fonctionnels.

Membres supérieurs droit et gauche. — La sensibilité est conservée dans ses différents modes, tous les muscles se contractent vigoureusement.

Symptômes céphaliques. — Nous avons constaté qu'elle éprouvait quelques hallucinations, que son caractère était bizarre et qu'elle ressentait de temps à autre des élancements dans la tête et dans les yeux.

En somme, l'état général de la malade est satisfaisant, et les troubles fonctionnels qu'elle éprouve encore ne l'empêchent pas de vaquer à ses travaux.

Observation II (personnelle)

Dothiénentérie grave. — Forme adynamique. — Pendant la convalescence, symptômes de méningo-myélite ascendante subaiguë. — Accidents paralytiques. Guérison.

Le nommé Émile Dul... âgé de 18 ans, né à Abbeville, employé de commerce, est entré le 13 novembre 1884 à l'hôpital Saint-Antoine, salle Marjolin, lit n° 14, dans le service de M. le docteur Raymond, professeur agrégé à la faculté de médecine. Il est sorti le 23 mars 1885, après être resté 130 jours à l'hôpital.

Antécédents héréditaires. — Ce malade nous raconte que son père est mort des suites d'une congestion cérébrale en 1881, à l'âge de 46 ans, que son grand'père maternel est mort en 1863 d'un cancer de l'estomac et que sa mère est sujette à des gastralgies.

Antécédents personnels. — Quant à lui, il nous dit avoir eu à l'âge de 5 ans une rougeole suivie d'une angine catarrhale. A 13 ans, il fut atteint d'une angine couenneuse, et eut, il y a deux ans, en 1883, des pustules d'ecthyma à la jambe gauche ; il n'a pas d'antécédents syphilitiques.

HISTOIRE DE LA MALADIE

Le malade a été pris le 11 novembre, deux jours avant son entrée à l'hôpital, de malaise avec céphalalgie intense et courbature. Il éprouva en outre des vertiges et des éblouissements qui l'obligèrent à prendre le lit.

Le 13. — Ces symptômes allant en augmentant il entra à l'hôpital.

La température, prise dans le rectum est de 41°,5; sa bouche est pâteuse, sa langue couverte d'un enduit blanchâtre, sa peau est chaude et il éprouve une soif intense. Son ventre est très sensible à la pression du côté de la fosse iliaque droite, où l'on entend des gargouilllements; on lui donne deux verres d'eau de Sedlitz.

Le 18 apparaissent des taches rosées lenticulaires à la base du thorax et sur le ventre. Cet état persista jusqu'au 20, époque à laquelle il eut des épistaxis. A partir de ce moment, il fut pris de délire, surtout la nuit.

La toux est peu fréquente, il est atteint d'une bronchite avec congestion pulmonaire; l'expectoration est peu abondante. On lui pose vingt ventouses en arrière. Il s'alimente avec du bouillon, du lait, du potage, et il prend la potion de Tood avec 1 gr. 50 de sulfate de quinine. Sa température s'abaisse à 40°. Puis on lui donne 5 grammes d'acide salicylique en 3 fois.

Le 6 décembre. — On lui donne 4 grammes de kaïrine en trois fois.

Le 13. — On cesse la kaïrine ; la température est descendue à 38°,8 dans le rectum.

Le 20 apparaissent des eschares sur le grand trochanter, au sacrum et dans le dos au niveau de l'angle inférieur de l'omoplate.

Le 26. — Le délire cesse ; on l'alimente avec des œufs et des côtelettes sans pain.

Il commence alors à sentir des fourmillements dans les orteils.

Le 4 janvier. — Il est obligé de se tenir sur le ventre à cause de la douleur que lui font éprouver ses eschares.

Le 10. — La plante de ses pieds repose à plat sur le lit, et ces derniers restent pendants quand le malade est placé dans un fauteuil.

Le 14. — La température est descendue à 37°,2 le matin et elle remonte le soir à 39°.

Le 20. — Elle descend à 37° le matin et atteint 38°3, le soir.

Le 24. — Les fourmillements et les élancements augmentent dans les pieds.

Le 30. — Sa température revient à la normale.

Le 5 février. — On constate une faiblesse très marquée dans les jambes et dans les cuisses dont les mouvements de flexion et d'extension ne se font que difficilement. L'ichthyose apparaît aux membres inférieurs. Le sphincter anal est paralysé ainsi que le rectum.

Le 9. — La sensibilité tactile est amoindrie, il ressent des fourmillements dans le bout des doigts et peut avec peine remuer les mains.

Le 11. — Les avant-bras sont atteints à leur tour ; il

ne peut porter ses mains à sa bouche qu'en traînant les avant-bras sur le thorax.

Le 12. — Les bras se paralysent aussi, surtout le bras droit qui ne peut presque plus exécuter aucun mouvement, tandis que l'avant-bras gauche peut encore se fléchir faiblement. Les eschares se guérissent, mais il apparaît un peu d'œdème autour des malléoles du pied droit. Il éprouve de la raideur dans les articulations des genoux et des coudes ; on fait une application de pointes de feu le long de la colonne vertébrale et on lui donne 1 gramme d'iodure de potassium. Les muscles du dos sont paralysés.

Le 20. — Le malade éprouve de la faiblesse dans les muscles du cou ; il peut difficilement flétrir la tête sur la poitrine, et il présente quelques phénomènes dyspnéiques.

Le 24. — Nous examinons l'état de tous les membres paralysés.

Attitude. — Les membres sont dans leur situation normale.

Mouvements. — Les mouvements sont beaucoup plus abolis dans les membres du côté droit que dans ceux du côté gauche, et il se plaint d'éprouver de la raideur dans toutes les articulations.

1° *Membre inférieur droit.* — La plante des pieds porte à plat sur le lit ; le malade ne peut fléchir le pied sur la jambe. Le pied est placé dans l'adduction et les mouvements d'abduction sont impossibles. Les mouvements d'extension des orteils sont abolis.

Les muscles de la jambe sont très amaigris.

La cuisse droite a diminué de volume, sa circonférence mesure 2 centimètres de moins qu'à la cuisse gauche et le triceps est atrophié. Les mouvements de rotation en dehors et en dedans ont presque disparu.

2° *Membre inférieur gauche.* — Les mêmes phénomènes existent dans le membre inférieur gauche, mais ils sont moins accusés et il n'y a pas d'atrophie du triceps.

3° *Membre supérieur droit.* — On remarque un affaiblissement très marqué des muscles interosseux ; le malade peut difficilement écarter et rapprocher les doigts. Les mouvements d'extension et de flexion de la main sur l'avant-bras ont presque disparu. La pression de sa main sur le dynamomètre ne donne aucun résultat. La flexion de l'avant-bras sur le bras ne peut plus se faire.

4° *Membre supérieur gauche.* — Les mêmes phénomènes existent dans le membre supérieur gauche, un peu moins accusés cependant.

Exploration de la sensibilité. — La sensibilité cutanée est intacte, les piqûres occasionnent de l'hyperestésie. Le tact est en partie amoindri dans les doigts. La chaleur et le froid sont très bien perçus.

Examen électrique : 1° *Sensibilité cutanée.* — La sensibilité cutanée existe dans tous les membres, un peu moins cependant dans le membre inférieur droit.

2° *Sensibilité musculaire.* — La sensibilité musculaire est affaiblie dans le membre supérieur droit et dans le membre inférieur du même côté, surtout sur le dos du pied au niveau des malléoles.

3° *Contractilité musculaire.* — La contractilité musculaire est presque abolie dans le côté droit du corps, tandis qu'elle subsiste en partie dans le côté gauche.

Nous remarquons dans le membre supérieur gauche

quelques contractions du biceps, des muscles extenseurs et fléchisseurs des doigts. Dans le membre inférieur gauche, il existe quelques contractions dans le triceps crural, dans l'extenseur commun des orteils et dans l'extenseur propre du gros orteil.

Mouvements réflexes. — Les réflexes tendineux sont supprimés dans les membres inférieurs, mais ils sont conservés dans le membre supérieur gauche.

Le 25. — Le malade est atteint d'un œdème non douloureux de la jambe droite et des malléoles de la jambe gauche. Le membre supérieur droit est paralysé complètement.

Le 26. — L'appétit est conservé ; il éprouve de la douleur derrière le cou et on remarque un œdème non douloureux de la jambe gauche. Le 27, les mouvements de flexion de l'avant-bras gauche sur le bras sont diminués, les muscles de la main gauche se contractent moins vigoureusement et il tient les objets avec moins de force. Nous constatons l'atrophie des éminences thénar et hypothénar, celle des muscles interosseux. Les mouvements de flexion de la tête sur la poitrine reparaissent en partie.

Le 28. — Les mouvements réflexes se produisent plus faiblement dans le membre supérieur gauche. L'avant-bras gauche ne se fléchit plus sur le bras. La flexion et l'extension des doigts de la main gauche sont presque complètement abolies. L'œdème de la jambe droite a un peu disparu et il existe une tuméfaction de l'articulation du genou. Il apparaît des troubles génésiques.

Le 2 mars. — Nous constatons que la paralysie s'est arrêtée dans sa marche ascendante. Il se produit quelques mouvements dans le membre supérieur droit : abduction, adduction, élévation et abaissement de l'épaule, flexion légère des doigts. Les mêmes mouvements existent dans le membre supérieur gauche.

Le 4. — Le malade nous dit que les élancements des orteils sont moins douloureux. Le sphincter anal est moins affaibli.

Le 6. — Il prend 1 gr. 50 d'iodure de potassium par jour. La flexion de la tête sur la poitrine est plus appréciable.

Le 7. — La paralysie rétrograde ; la douleur qu'il ressentait derrière le cou a disparu. Les mouvements de rotation des cuisses en dehors et en dedans reparaissent un peu.

L'ichthyose disparaît en partie aux membres inférieurs.

Le 9. — Les nuits sont plus calmes, le sommeil est meilleur.

Le 12. — Il prend 2 grammes d'iodure de potassium par jour.

Le 16. — Les mouvements de flexion de l'avant-bras sur le bras reparaissent dans le membre supérieur gauche ; le malade peut fléchir le bras par une série de mouvements de reptation.

Le 18. — Il parvient à porter l'avant bras gauche jusqu'à sa bouche. Il exécute quelques mouvements de reptation avec l'avant-bras droit.

Le 19. — Les élancements disparaissent dans les doigts de la main droite. Le sphincter anal n'est plus paralysé.

Le 23. — Le malade parvient à fléchir l'avant-bras gauche sans prendre de point d'appui sur le thorax.

Il se fait transporter chez lui ; nous continuons néanmoins à nous informer de son état.

Le 31. — Les mouvements ont reparu dans les bras; il parvient à fléchir les doigts et à manger sans l'aide de personne. La flexion et l'extension sont revenues dans les membres inférieurs où les élancements sont aussi moins sensibles; il ne les éprouve plus que pendant quelques heures.

Le 5 avril. — Il peut se lever et rester assis pendant une partie de la journée.

Le 15. — Il entre en convalescence.

Imprimerie A. DERENNE, Paris, boulevard Saint-Michel, 52
C. LEBAS, Successeur.

www.ingramcontent.com/pod-product-compliance
Lightning Source LLC
LaVergne TN
LVHW012014160826
845678LV00002B/829

* 9 7 8 2 3 2 9 6 7 0 3 6 2 *